# ASSOCIATION FRANÇAISE

POUR

## L'AVANCEMENT DES SCIENCES

## CONGRÈS DE ROUEN

### 1883

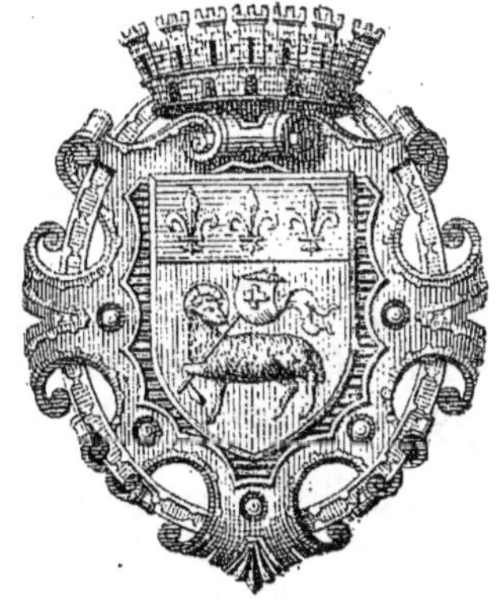

PARIS

AU SECRÉTARIAT DE L'ASSOCIATION

**4, rue Antoine-Dubois, 4**

(PLACE DE L'ÉCOLE-DE-MÉDECINE.)

# ASSOCIATION FRANÇAISE

# POUR L'AVANCEMENT DES SCIENCES

### Congrès de Rouen. — 1883.

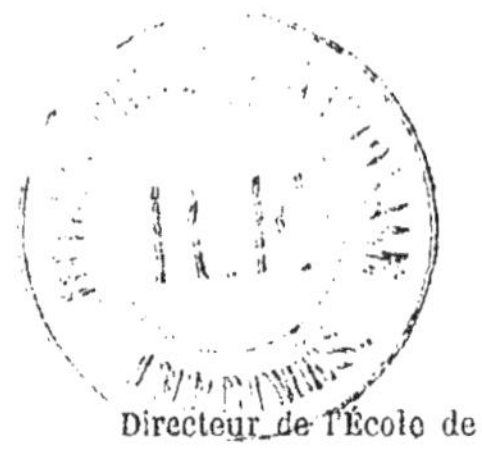

## M. le Docteur LEUDET

Directeur de l'École de médecine de Rouen, associé national de l'Académie de médecine.

## LES MALADIES ÉTEINTES ET LES MALADIES RÉGNANTES DE ROUEN

*— Séances générales. — 17 août 1883. —*

MONSIEUR LE PRÉSIDENT, MESSIEURS,

« Malgré tout et quoique la médecine m'ait coûté, je ne voudrais pas qu'elle eût manqué à mon éducation, c'est moralement et intellectuellement une bonne école, sévère et rude, mais fortifiante. » Cette phrase, je l'emprunte à un homme dont le nom a laissé une trace profonde dans les sciences et dans les lettres, Littré.

Je n'ai pas besoin de commenter une phrase aussi claire que précise, j'ajouterai seulement : que, si la médecine est utile pour celui qui l'étudie, elle ne l'est pas moins par ses applications à la sociologie. L'hygiène tend aujourd'hui à prendre une place considérable dans les conseils publics, et dans notre association même, l'institution d'une sous-section d'hygiène, dont le congrès de Rouen voit l'inauguration, en est la preuve la plus incontestable.

Tout ce qui intéresse le bien-être des populations au point de vue moral et physique intéresse la science, a droit à la sollicitude des pouvoirs publics.

Sous ce rapport le XIXe siècle a réalisé d'immenses progrès. J'ai cru que le moment était venu d'esquisser rapidement devant les membres du Congrès, une partie de l'histoire de Rouen, celle de la santé publique au XVIIIe et au XIXe siècle.

La tâche n'est pas sans difficulté; les éléments d'études sont rares, non seulement dans le siècle dernier, mais même à notre époque. Lepecq de la Cloture, à la fin du dernier siècle, et ses contemporains les plus illustres, parmi lesquels Pinard mérite une mention spéciale, nous ont laissé des renseignements précieux. Le XIXe siècle ne possède à Rouen aucune œuvre aussi considérable. Les bulletins municipaux de la statistique des décès sont très

AC

incomplets, et ce n'est guère que depuis trente ans que les bulletins des conseils d'hygiène, et les rapports des médecins des épidémies, nous éclairent sur la fréquence et sur la forme des maladies régnantes.

Les affections dites épidémiques tiennent une large place dans les recueils que je viens d'indiquer; toutes n'ont pas le même âge, c'est-à-dire ne sont pas connues de toute antiquité. Littré, Anglada, ont laissé une histoire de maladies épidémiques graves, qui ont décimé les populations, et dont rien, dans notre nosologie actuelle, ne rappelle les caractères. Telle était la peste d'Athènes, dont Thucydide nous a laissé un tableau si remarquable; la peste noire d'Angleterre, le mal des ardents, etc. D'autres maladies épidémiques peuvent être dites nouvelles. Sans entrer dans une discussion déjà débattue, il est permis de dire que la variole, si elle n'est pas absolument nouvelle, a pris vers le VIII<sup>e</sup> siècle un développement tel, qu'on peut assurer qu'un fléau nouveau a frappé l'Europe, et continue encore ses ravages à notre époque. Il en est de même de la suette miliaire, qui parut pour la première fois à Rouen en 1720; et enfin du choléra, dont la première épidémie date de 1832.

Les maladies éteintes peuvent comprendre d'autres affections que ces grandes épidémies; ce sont celles qui ont leur origine dans des conditions locales, telluriques, tel est le paludisme, que les progrès de l'hygiène publique éloignent de plus en plus; c'est ce qui a eu lieu à Rouen.

D'autres maladies ont été dites constitutionnelles, leur nombre diminue de plus en plus, grâce aux progrès de la science. La découverte des parasites animaux et végétaux de l'homme a révélé la cause et le traitement de la gale, de la teigne, et enfin l'époque actuelle a ajouté tout un chapitre nouveau de maladies infectieuses, j'ai nommé, le charbon, les tubercules, la lèpre. Les noms de Davaine, Pasteur, Lister, et tant d'autres de nos contemporains, ont ouvert un nouveau champ aux connaissances scientifiques.

Nous voyons donc aujourd'hui que ce grand axiome de Darwin trouve de nouvelles applications; la lutte pour l'existence, la défense de la vie, sont des problèmes toujours renaissants.

L'homme dès sa naissance est entouré d'ennemis, acharnés à sa perte; malheureusement tous ne sont pas que des microbes, pourquoi faut-il que dans les sociétés les hommes entre eux et l'homme lui-même aide à la destruction de l'espèce humaine? Parmi ces causes d'épuisement, je nomme au premier rang l'alcool. L'abus des boissons fermentées, si répandu dans la classe pauvre, se retrouve dans la classe aisée. Je l'ai signalé à Rouen dans un certain nombre de travaux qui sont publiés dans les recueils de notre association.

L'industrie devient malheureusement la source de danger pour l'ouvrier, telles sont les industries employant le plomb, le mercure, l'arsenic, etc.

Le milieu dans lequel l'homme passe sa vie, le sol sur lequel il est né, la ville qu'il habite ont une large influence sur son développement physique. Ses caractères ethniques ne dérivent pas tous de sa race ou de ses croisements successifs, mais bien aussi de l'influence du climat et du sol, du genre de vie et du mode d'alimentation. Depuis deux cents ans, les conditions que je viens d'indiquer se sont notablement modifiées dans la ville de Rouen; dans le premier quart du siècle Rouen était resté une ville ancienne; les rues étaient étroites, les maisons à pignon surplombant la rue y rendaient difficile l'accès de l'air et de la lumière; les eaux ménagères, les détritus étaient déversés dans le milieu des rues; l'écoulement des eaux très imparfait permettait aux eaux de pluie, au moment des orages, de s'accumuler dans certains quartiers, aussi la circulation n'était-elle possible alors qu'au moyen de passerelles très imparfaites, improvisées par les habitants. Les eaux en se retirant laissaient un dépôt infect, devenant une source d'insalubrité. La Seine, ce beau fleuve que la ville de Rouen montre avec orgueil, aujourd'hui sa principale source de prospérité, son espoir dans l'avenir, n'était pas canalisée. Les rues aboutissaient à la Seine; l'absence de quais permettait au fleuve de remonter dans la ville, de l'inonder périodiquement. Dans les faubourgs, les crues de la Seine causaient des inondations, et les dépôts de vase qui en résultaient, provoquaient des fièvres paludéennes. « Du port, dit Lepecq de la Cloture......... on rentre dans la ville, sans aucune précaution, mais quelle différence, des maisons fort élevées, qui bornent les rues étroites, ont empêché le soleil d'y porter ses rayons bienfaisants; l'humidité, la fraîcheur y règnent, on change en un instant de climat, de saison; » mais ce port n'était pas, comme aujourd'hui, bordé par un vaste quai, où les navires des deux mondes débarquent leurs marchandises, où voitures et piétons circulent sans difficulté. Nos ancêtres jouissaient d'un but de promenade plus modeste. « Dans l'été, dit Lepecq, nouveau danger, qui provient d'une habitude encore plus pernicieuse, c'est la promenade *d'après soupé* sur le pont, on y va chercher le frais, et l'on se repose avec volupté sur des sièges que baigne la Seine de son onde tranquille. » Le pont que notre prédécesseur célèbre avec tant d'enthousiasme serait loin de satisfaire les exigences de l'époque actuelle; dans mon enfance il constituait encore le seul moyen de communication entre les deux rives de la Seine, c'était un simple pont de bateaux; le tablier, posé sur des bateaux réunis, suivait les mouvements d'élévation et d'abaissement du fleuve, on avait donc le plaisir, suivant les heures de la journée, de monter ou de descendre dans le centre de la courbe capricieuse que décrivait la surface du pont. Telle était la promenade si vantée de nos pères.

La population de Rouen, qui n'atteignait en 1789 que 63,000 habitants, était renfermée dans une enceinte fortifiée, dont les limites ont été franchies au commencement du siècle; depuis, la ville s'est entourée de nombreux faubourgs devenus des centres industriels et qui n'ont pas été réunis à Rouen, comme cela a eu lieu dans la plupart des grandes villes de France. Le nombre des habitants de Rouen n'a pas augmenté depuis 20 ans, mais les communes suburbaines ont subi un développement considérable. L'ouverture de larges voies de communication a porté la lumière, l'air, dans les quartiers étroits, insalubres. La classe pauvre, habitant alors ces quartiers malsains, a émigré dans les communes voisines de la ville et y a trouvé de meilleures conditions de salubrité, tandis que la population, qui restait dans l'ancienne ville, bénéficiait des mêmes avantages.

Rouen n'était alimenté autrefois que par quelques sources d'un débit peu considérable. Des travaux récents nous ont dotés d'une ample provision d'eau, servant dans les habitations, et au nettoyage des égouts. Ceux-ci ont été multipliés; ils sont peut-être d'un diamètre trop étroit, mais la pente naturelle de la ville facilite dans leur intérieur la circulation des immondices.

L'alimentation a subi depuis deux siècles un changement considérable; je puis même dire depuis trente ans, aussi bien dans la ville que dans toute la région. J'ai eu maintes fois l'occasion, il y a 25 ans, de constater que, parmi les pauvres, les hommes quelquefois, les femmes fréquemment, refusaient toute alimentation animale et sollicitaient l'alimentation végétale. Ils n'en avaient pas l'habitude, disaient-ils; depuis, l'alimentation animale est généralement acceptée par tous les ouvriers. La famine a été plusieurs fois signalée à Rouen. Les annales du collège des médecins de Rouen signalent une grande, pour ne pas dire une complète disette en 1789. Cette disette, faisant suite à l'hiver très froid du commencement de l'année, éleva considérablement la mortalité. Presque de nos jours, en 1810, la disette régna encore dans la ville; le prix du pain s'éleva à 0,85 le kilogramme; aussi les familles des hauts fonctionnaires furent-elles obligées de rationner leur consommation de pain; si aujourd'hui les ressources agricoles de la France ne mettent pas notre population à l'abri d'une disette, le commerce comble chaque année le déficit de notre récolte. Au siècle dernier, l'usage du pain de froment n'était pas général dans la classe ouvrière; le pain de seigle était en usage dans certaines localités, aussi en était-il résulté de l'ergotisme gangréneux. Lepecq signale cet ergotisme à la Mailleraye où le peuple se nourrit presque exclusivement de pain de seigle. Il y a 30 ans même, la classe ouvrière consommait encore du pain dans lequel le seigle entrait pour une partie; il portait le nom de pain bis; aujourd'hui ce pain n'est plus guère consommé, et il devient presque un objet de luxe dans la classe aisée.

Le genre d'alimentation dont je viens de parler était celui de la classe ouvrière. Rouen possédait une classe riche, dont la fortune s'était accrue par le commerce. Le nom de Cavelier de la Salle rappelle une époque où les navigateurs rouennais créèrent des relations commerciales avec le Canada. « La vie sédentaire des négociants au comptoir, dit Lepecq, où ils travaillent à la chaleur d'un poêle, l'oisiveté de quelques-uns, qui sont également sédentaires par habitude, la bonne chère, la multiplicité des repas, etc. ». Ailleurs le même auteur dit « que les gens de Rouen sont aussi grands mangeurs que buveurs, qu'ils ne peuvent se réunir sans faire des repas friands. » Je me réserve de revenir sur l'état actuel de l'alimentation de la classe aisée de Rouen, et de quelques-unes de ses conséquences.

Aujourd'hui, si la classe aisée, comme partout, a le luxe de la table et y joint les avantages de bien-être que procure la richesse, la classe pauvre de Rouen trouve dans son travail plus rémunérateur la possibilité d'une nourriture plus réparatrice. Je laisse aux membres de la section d'économie politique le soin de dire si le bien-être de la classe ouvrière ne peut pas subir de nouvelles améliorations et par quels moyens on peut les obtenir.

*Les maladies éteintes. La peste,* d'après les relations du collège des médecins de Rouen, aurait dévasté la ville de Rouen à la fin du XVIIe siècle. « La peste désola Rouen en l'année 1668, selon le témoignage public et celui de nos deux plus anciens médecins, qui vivent encore, MM. de Houppeville et Lhonoré, que par l'ouverture qui se fit chez un négociant d'une balle de laine qui était sortie des pays du nord infectée plus de deux ans avant qu'elle causât ici cette contagion pestilentielle. » J'hésite à reconnaître dans cette peste la maladie d'Orient, *la peste à bubons.* Dans les siècles derniers, on avait une grande tendance à appliquer le nom de peste à tous les fléaux épidémiques qui frappaient les localités. Cependant le souvenir était bien vivace, deux témoins encore vivants, lorsqu'en 1721, à propos de la peste de Marseille de 1720, le collège des médecins de Rouen fut consulté par M. de Pontcarré, premier président du Parlement, sur les mesures à prendre, relativement à l'entrée et l'admission des marchandises suspectes de la contagion de Marseille ou des environs. Le collège proposa la proscription des savons, huiles, cotons, chanvre, pelleterie, etc. Il n'était nullement question des personnes. Depuis cette époque, aucune mention n'est faite d'importation de peste dans le port de Rouen.

*Le paludisme* paraît avoir régné à Rouen d'une manière assez habituelle dans le siècle dernier. De Boisduval, Lepecq de la Cloture, les actes du collège des médecins signalent, comme maladies régnantes du printemps et de l'automne, les fièvres intermittentes, tierces, quartes. Ces fièvres auraient même pris dans certains cas une gravité marquée. Le procès-verbal du collège des médecins du 16 janvier 1775 s'exprime ainsi : le collège s'occupe d'une épidémie de fièvre tierce ou demi-tierce (quotidienne), avec des symptômes de fièvre maligne qui a régné au printemps. L'écorce du Pérou a fait merveille dans cette maladie, quand elle a été donnée à temps. La maladie se terminait quelquefois par un écoulement qui s'établissait aux extrémités inférieures, le plus souvent par une œdématie des pieds. Ces faits ne laissent aucun doute sur la fréquence des fièvres intermittentes à Rouen, puisqu'elles sont représentées comme maladies régnantes. Depuis 30 ans le paludisme est devenu une rareté dans notre ville, et ce fait s'explique par l'endiguement de la Seine, qui a supprimé les eaux stagnantes. A mesure que cet endiguement se prolonge vers la mer, le paludisme disparaît dans les localités qu'il infectait autrefois. J'ai vu, il y a 20 ans, des maladies survenues dans des localités bâties sur les alluvions conquises sur la Seine, présenter le caractère pernicieux du paludisme et guérir par le sulfate de quinine. Avec les années, à mesure que la végétation se développe sur ce sol nouveau, le paludisme disparaît. Les anciennes prairies voisines de Rouen, inondées chaque année par la Seine, provoquent peu de fièvres intermittentes ; c'est donc au point de vue de l'hygiène de nos populations que je réclame l'achèvement des travaux de la Seine, l'endiguement jusqu'à la mer ; ce sera, pour les populations riveraines, un élément de salubrité, de richesse et de bien-être.

Depuis 29 ans, que j'ai l'honneur de diriger une des divisions médicales de l'Hôtel-Dieu de Rouen, j'ai constaté ce fait curieux, que les fièvres intermittentes, nées à Rouen, sont exceptionnelles, que celles qui ont été contractées le plus souvent par des marins, aux colonies, par des soldats en Afrique, s'éteignent à Rouen, après un certain nombre d'années ; et cette opinion est le résultat d'une pratique assez longue pour que je sois autorisé à dire : « le paludisme a presque disparu à Rouen, et il y guérit après un séjour de quelques années, quand il a été contracté ailleurs. »

*La suette*, qui exerça sur l'Europe des ravages considérables, paraît avoir existé dans l'antiquité, on a cru la retrouver dans la fièvre élode ou fièvre de Galien ; mais après le médecin de Pergame, on ne trouve plus de traces de cette maladie, et ce n'est qu'au xv<sup>e</sup> siècle de notre ère, pendant la guerre des Deux Roses, qu'elle reparaît tout à coup en Angleterre. On sait les ravages qu'elle exerça chez nos voisins d'outre-Manche ; la terreur qu'elle provoqua fut si vive que les universités d'Oxford et de Cambridge furent abandonnées par les professeurs et les élèves. Cette panique était du reste justifiée par ce fait que, dans certaines localités, le tiers et même la moitié de la population succomba. La ville de Rouen ne fut pas épargnée ; la suette y parut en 1741 ; Pinard en a donné une description dans sa dissertation sur la fièvre miliaire maligne, 1747 ; l'épidémie, qui enleva un grand nombre d'habitants ne disparut qu'en 1749 ; le journal de Corvisart parle d'une épidémie de miliaire et de suette, qui frappa Rouen dans les années VII et IX de la République française. Depuis cette époque, la suette n'a pas été signalée à Rouen. Lepecq de la Cloture avait déjà indiqué l'incertitude du diagnostic réel de la maladie, appelée par les uns suette, par les autres fièvre miliaire; il avait adopté la dernière dénomination et écrivait : « Existe-t-il une fièvre proprement miliaire essentielle, *sui generis*, absolument distincte des autres fièvres exanthématiques, ou les exanthèmes miliaires ne sont-ils donc que le symptôme d'une maladie devenue maligne ou putride? » C'est cette dernière opinion qu'adopte l'épidémiographe normand, car il écrit plus loin : « Ce n'est point une fièvre miliaire, *per se.* » Je ne veux pas nier l'existence de la suette; des épidémies ont été observées au commencement du xixe siècle, et décrites avec soin par Parrot, Grisolle, Noël Guéneau de Mussy; cette maladie a donc existé, mais depuis 30 ans, elle n'a pas paru à Rouen. On sait, du reste, qu'elle n'est signalée sur aucun point de la France depuis longtemps.

On a fait un singulier abus de l'expression de fièvre miliaire et rangé sous ce titre des affections disparates, qui n'avaient qu'un caractère commun, les sueurs abondantes et le développement consécutif d'une éruption miliaire sudorale. Ces formes existent encore, on les observe à Rouen comme à Paris; elles y présentent les mêmes caractères.

*Les maladies vermineuses* tiennent une large place dans les livres des médecins de Rouen du xviiie siècle; les vers, et c'étaient les lombrics, étaient stigmatisés sous le nom d'engeance vermineuse par Lepecq et, en effet, il note avec grand soin la présence de ces parasites dans l'épidémie de Louviers, dans celle du Gros-Theil. Dans une exagération de style, trop fréquente dans son ouvrage, il décrit les maléfices de ces parasites, en insistant sur la nécessité de purgatifs répétés, il écrit : « Ces animaux rencontraient un poison destiné pour eux, se sentant attaqués vivement, fuyaient, s'agitaient de plus en plus, agaçaient de nouveau les nerfs et les membranes des intestins, contre lesquels ils se frottaient, et qu'ils cherchaient peut-être à ronger, à percer..... C'étaient ces animaux qui faisaient tout le mal. » Cette opinion de Lepecq était conforme à celle de son temps, je n'ai pas besoin de dire que Forestus, Sauvage, s'étaient élevés contre la doctrine de leur temps. Je ne veux retenir qu'un fait, c'est que les lombrics ont été plus fréquents du temps de Lepecq qu'au nôtre, au moins à Rouen. J'ai fait, depuis 29 ans, toutes les autopsies de malades morts dans mon service, et leur nombre dépasse deux mille, je puis assurer que, même dans la classe ouvrière, les lombrics sont rares, ne se rencontrent guère que chez les enfants, qu'ils provoquent bien rarement des accidents sérieux, et que, pour ma part, je n'en ai jamais vu un seul exemple.

Par contre les médecins du xviiie siècle mentionnent à peine le tænia, le cysticerque, et cependant, aujourd'hui, le nombre de nos compatriotes qui présentent le tænia est considérable. J'ai pu, en 1874, au moment où je réunissais les matériaux de ma *Clinique médicale*, recueillir en une année 40 faits de tænia dans la clientèle civile; depuis lors de nouveaux faits assez nombreux se sont ajoutés à ceux-ci. L'espèce de tænia que nous rencontrons ici est le tænia inerme; je n'ai jamais rencontré un seul cas de botriocéphale chez des gens habitant Rouen. Le tænia ne frappe pas également toute la population; il est commun dans la classe aisée; il est très rare dans la classe pauvre, c'est à peine si, en vingt-neuf ans, j'en ai vu six faits dans ma pratique hospitalière. La cause de cette augmentation du tænia, de sa prédominance dans la classe aisée ne peut-elle pas se trouver dans l'importation de viandes étrangères, de poissons provenant de pays où les affections vermineuses sont plus fréquentes que chez nous ? La classe ouvrière, n'usant pas de ces aliments d'un prix plus élevé, échappe aux conséquences nuisibles de leur ingestion.

Parmi les maladies zymotiques, quelques-unes présentent à Rouen des caractères spéciaux, des modifications de fréquence ou de gravité que je crois devoir signaler.

*La scarlatine* n'a jamais offert depuis vingt-neuf ans de règne épidémique, surtout chez l'adulte; nous n'observons ici rien d'analogue à ces redoutables épidémies de scarlatine qui dévastent la ville de Londres. La terreur qu'inspire la scarlatine, dans cette capitale, est telle, que des mesures sanitaires très sévères ont été édictées pour en prévenir l'extension. Les scarlatines que chaque printemps ramène dans notre ville frappent presque exclusivement les enfants; et c'est presque ordinairement dans leur fréquentation, que quelques adultes de la classe aisée ou pauvre contractent la maladie.

Pendant dix ans de séjour dans les hôpitaux de Paris, j'ai constaté que la scarlatine était aussi rare chez les adultes à Paris qu'à Rouen. La forme de la maladie n'offre pas à Rouen une grande gravité; les cas bénins y sont communs; il semblerait que dans le dernier siècle la maladie y était plus grave.

*La fièvre typhoïde* a été endémique dans notre localité au xviiiᵉ comme au xixᵉ siècle. Les grandes épidémies décrites par Lepecq ne sont que des fièvres typhoïdes. L'épidémie de fièvre typhoïde de 1754, décrite par Pinard dans le *Journal des savants*, a permis à ce médecin distingué de constater les altérations intestinales, les ulcérations, le gonflement des ganglions mésentériques, altérations qu'il comparait à l'éruption de la variole, et que son prédécesseur Lecat avait déjà désignées sous le nom de variole interne ou intestinale. Depuis vingt-neuf ans, les épidémies de fièvre typhoïde sont devenues de plus en plus rares; celles de 1855, 1856 et 1857, n'ont jamais été égalées, ni pour le nombre des malades atteints, ni pour la durée de l'épidémie; et, ce qu'il importe de signaler, c'est que la ville de Rouen a pu être préservée de l'épidémie, lorsque cette fièvre devenait épidémique à Paris, comme dans le cours de cette année. Cette amélioration de l'état sanitaire de Rouen est-il réel, définitif? Une épidémie soudaine ne viendra-t-elle pas donner un cruel démenti aux résultats heureux que je viens de proclamer? Je n'oserais le nier. Les recherches modernes ont jeté une vive lumière sur l'origine de la fièvre typhoïde, et permettent de croire que le mode de propagation le plus fréquent a lieu par les déjections intestinales; il y a donc lieu de se demander si des mesures nouvelles ont été prises dans notre ville pour éloigner les eaux vannes, pour en détruire la nocuité. jusqu'ici peu de chose a été fait à cet égard; les habitations possèdent presque toutes des fosses fixes, dont un grand nombre, surtout les plus anciennes, sont loin d'être étanches; le fleuve reçoit encore de ces déjections, mais sous ce rapport je me hâte d'ajouter, que nulle part dans Rouen l'eau de Seine ne sert pour l'alimentation.

*Le choléra indien* a visité notre ville en 1832, 1849, 1854, 1866, 1873; l'épidémie a duré quelquefois longtemps : onze mois en 1866, un an en 1849, mais toujours le fléau a été presque exclusivement limité à la classe ouvrière; chose remarquable, comme je l'ai déjà indiqué dans une note transmise à l'Académie de médecine, le choléra semble avoir perdu à Rouen son caractère contagieux. Les malades atteints du fléau indien n'ont jamais été admis dans des salles spéciales des hôpitaux; j'en ai moi-même soigné, en 1866 et 1873, dans des salles communes à tous les malades; or, jamais je n'ai constaté un seul cas de con-

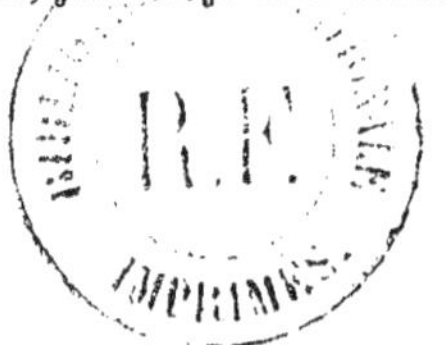

tagion, et, dans ces diverses épidémies, quatre individus seulement, admis pour d'autres affections dans nos hôpitaux, ont été atteints du choléra. Il ressort donc de cet exposé que, dans les différentes épidémies du choléra, à Rouen, le fléau a toujours frappé un nombre restreint d'individus, qu'il a sévi presqu'exclusivement dans la classe ouvrière, qu'il semble y avoir perdu son caractère contagieux ; n'est-ce pas le cas de se demander, si les conditions de milieu ne peuvent pas exercer sur le principe contagieux une action modératrice ; en un mot, si le principe du choléra, virulent ou non, ne peut pas être affaibli par des conditions de milieu autres que celles, que nous a fait connaître M. Pasteur ?

Rouen a joui longtemps d'une sorte d'immunité pour la diphtérie ; quelques cas isolés se présentaient chaque année dans nos hôpitaux, la mortalité annuelle ne s'élevait pas à 100, et dans certaines années ne dépassait pas 40. Depuis trois ans, la ville de Rouen a perdu ce privilège ; la diphtérie s'est étendue avec une rapidité et une intensité effrayantes. Je n'entrerai pas dans l'exposé détaillé de cette épidémie, je sais qu'elle sera le sujet d'une communication de M. le D$^r$ Laurent à la sous-section d'hygiène. Rouen n'a pas seul été frappé par la diphtérie depuis quelques années, il en a été de même de nombreuses localités de la Normandie et de la France tout entière, même de l'Amérique. Je laisse aux expérimentateurs, aux hygiénistes à déterminer les conditions de propagation de l'agent infectieux.

*La tuberculose* peut prendre rang aujourd'hui après la diphtérie et la fièvre typhoïde ; la découverte au bacille par Koch permet de croire à la nature infectieuse de cette maladie. La tuberculose est le grand fléau de l'époque actuelle ; elle provoque à elle seule, dans les grandes villes, du 6$^e$ au 7$^e$ de la mortalité générale ; elle tue dans les hôpitaux d'adultes le tiers des individus admis pour des maladies médicales ; à Berlin comme à Rouen, comme à Londres ; et cette mortalité se répète chaque année : elle prélève donc sur nos populations un tribut autrement effrayant que les guerres. les cataclysmes, les épidémies de peste, de choléra, etc. Ces dernières passent, la tuberculose continue son action néfaste. A Rouen, comme dans les autres villes, la marche de la tuberculose est plus rapide dans la classe pauvre que dans la classe aisée ; mais cependant, autant que j'en puis croire les résultats d'un travail encore inachevé, la tuberculose pulmonaire est plus lente, chez les ouvriers, à Rouen qu'à Paris. Ce résultat semblerait à l'appui de la loi formulée par un grand statisticien anglais, que la fréquence et la gravité de la tuberculose sont en raison directe de la densité de la population par unité de surface métrique.

La phtisie, chez l'ouvrier de Rouen, est souvent silencieuse dans son expression générale, elle débilite lentement l'individu, lui permet de travailler souvent jusqu'à une période avancée du mal. On voit alors ces malheureux tuberculeux succomber dans nos hôpitaux quelques semaines après leur admission.

La ville de Rouen a été longtemps réputée comme favorisant le développement *du cancer*, et de celui de l'estomac en particulier ; je ne crois pas à ce triste privilège ; ce n'est pas ici le lieu d'apporter des relevés statistiques, je peux affirmer, preuve en main, que le cancer de l'estomac n'a pas de fréquence extrême à Rouen. On confondait autrefois avec le cancer une maladie très fréquente dans notre localité, la gastrite chronique, et celle-ci trouve son explication dans l'abus considérable fait par les habitants de notre ville des boissons alcooliques.

« A la goutte, aux rhumatismes près, le Normand naturalisé dans son climat,

qui sait jouir alternativement du calme et du bon air des campagnes, de la vie
champêtre et des avantages de la ville, est assuré de parcourir une longue
carrière, s'il évite les excès et les grands fléaux que nous avons dits arrêter
l'espèce humaine dans ses progrès, l'abâtardir et la défigurer, tant au moral
qu'au physique. » Ainsi parlait Lepecq de la Cloture en 1778. Les choses n'ont
guère changé depuis, cependant il semblerait, à lire notre prédécesseur, que la
goutte et le rhumatisme soient des maux auxquels tout Normand est également
exposé ; il n'en est pas ainsi, le rhumatisme est très répandu dans notre ville,
il ne l'est pas moins à Paris ; je tiens à le noter, parce que Rouen est réputé
humide, plus que toute ville de France, n'étant égalé sous ce rapport que par
une autre ville, que l'affection et l'illusion nous fait considérer comme nôtre,
j'ai nommé Strasbourg. Le froid, l'humidité sont-ils donc des facteurs si incontestables des affections rhumatismales? Et la preuve que cette théorie pathogénique est au moins douteuse, c'est que le rhumatisme aigu, survient à peu
près également à toutes les époques de l'année, qu'il frappe les ouvriers
exposés aux intempéries de l'air, comme les riches possédant tous les moyens
de s'en préserver. J'ai parlé du rhumatisme aigu, le rhumatisme chronique
d'emblée se rencontre ici comme à Paris, chez les femmes plus que chez les
hommes, dans toutes les classes de la population, et provoque ces infirmités
incurables dont l'asile de la vieillesse de Paris présente de si nombreux
exemples.

Si le rhumatisme frappe également tous les habitants de la ville, il n'en est
pas de même de la goutte. Cette maladie est fréquente chez le riche, elle
n'existe pas chez le pauvre ; j'ai vu, en vingt-neuf ans, trois cas seulement de
goutte dans les hôpitaux de Rouen, et encore, deux de ces sujets, n'apparte-
naient-ils pas à la classe ouvrière, c'étaient des commis-voyageurs ; je n'ai pas
besoin de dire quel est leur genre de vie. J'omets à dessein un certain nombre
de cas de goutte saturnine ; ceux-là, on les rencontre dans les hôpitaux. Le genre
de vie, et surtout l'alimentation, telle est la grande cause pathogénique de la
goutte. La preuve, c'est que l'alimentation modifiée annule la transmission hé-
réditaire de la goutte. Dans une société comme la nôtre, dans une démo-
cratie réelle, dont le début remonte à 1789, le bien-être et la richesse ne
sont plus l'apanage d'une classe spéciale de citoyens. La fortune s'immobi-
lise rarement pendant plusieurs générations dans la même famille, et les des-
cendants des riches, déchus de leur fortune, perdent également l'aptitude à la
goutte. Je suis donc convaincu que la goutte est bien la conséquence d'une
alimentation trop riche, j'emploie ce mot à dessein, car l'usage de l'alcool seul
est incapable de provoquer la goutte ; la preuve, c'est que l'ivrognerie de la
classe ouvrière n'a jamais cette conséquence.

C'est encore dans la classe aisée de notre population que se rencontre presque
exclusivement la glycosurie. Cette maladie, plus commune chez l'homme que
chez la femme, y affecte de préférence les gens aux dispositions goutteuses,
ceux dont la vie est trop riche, comme disent nos voisins d'Angleterre. Ces
goutteux diabétiques restent longtemps inconscients de leur véritable état de
maladie ; grands mangeurs et grands buveurs, ils font même l'admiration de
leurs commensaux, leur embonpoint semble attester leur bonne santé, jusqu'au
jour où le diabète gras, jusqu'alors compatible avec les apparences d'une santé
florissante, fait place au diabète maigre. A Rouen, comme ailleurs, le diabétique jeune devient souvent tuberculeux ; il en est de même du glycosurique
pauvre ; le diabétique âgé succombe aux effets mêlés de la glycosurie, de la

goutte et des affections du cœur ou des vaisseaux. Leur nombre en est considérable, et ces maladies de dégradation, ces vices d'assimilation, sont la suite d'une vie trop sédentaire, d'une alimentation solide et liquide trop abondante, et quelquefois d'inquiétudes morales !

Ces inconvénients des excès de table ne s'observent pas seulement chez les grands propriétaires, les grands commerçants de la ville de Rouen, ils existent également chez les grands agriculteurs et les riches propriétaires fonciers de la région ; j'ai nombre de fois été appelé et mis à même d'en constater la réalité dans diverses localités du département.

Les affections calculeuses, surtout hépatiques, ne sont pas rares dans la ville de Rouen, et ses habitants fournissent un fort contingent aux eaux thermales de Vichy ; par contre, les calculs urinaires ont diminué de fréquence depuis trente ans ; avant cette époque la taille était fréquemment pratiquée dans les hôpitaux de Rouen, et la collection de calculs urinaires laissée par Flaubert père témoigne du nombre des calculeux de la ville et de la région. Aujourd'hui, les calculeux sont moins nombreux, dans la classe ouvrière surtout ; il en est de même chez eux de la gravelle, des coliques néphrétiques, qu'on observe plus souvent dans la classe aisée.

Je me résume en quelques mots : le XIX$^e$ siècle a procuré à la ville de Rouen des avantages incontestables au point de vue de la santé publique ; certaines maladies pestilentielles ont disparu, mais les affections constitutionnelles, celles qui dépendent surtout des exagérations du bien-être matériel, ne se sont pas modifiées. Nous espérons que nos collègues du Congrès pourront jouir chez nous, pendant la visite dont ils nous honorent, des bienfaits matériels que nous devrons à la richesse de notre sol, à l'industrie commerciale et à l'activité de nos concitoyens, qu'ils n'emporteront aucun des inconvénients de cette richesse, et qu'ils nous laisseront en échange un accroissement d'activité intellectuelle, l'amour de la science et de ses progrès.

PARIS, IMPRIMERIE CHAIX (a.-O.). — 2836-4

# ASSOCIATION FRANÇAISE

## POUR L'AVANCEMENT DES SCIENCES

### EXTRAIT DES STATUTS ET RÈGLEMENT

#### STATUTS.

Art. 4. — L'Association se compose de membres fondateurs et de membres ordinaires; les uns et les autres sont admis, sur leur demande, par le Conseil.

Art. 6. — Sont membres fondateurs les personnes qui auront souscrit, à une époque quelconque, une ou plusieurs parts du capital social : ces parts sont de 500 francs.

Art. 7. — Tous les membres jouissent des mêmes droits. Toutefois, les noms des membres fondateurs figurent perpétuellement en tête des listes alphabétiques, et les membres reçoivent gratuitement, pendant toute leur vie, autant d'exemplaires des publications de l'Association qu'ils ont souscrit de parts du capital social.

#### RÈGLEMENT.

Art. 1er. — Le taux de la cotisation annuelle des membres non fondateurs est fixé à 20 francs.

Art. 2. — Tout membre a le droit de racheter ses cotisations à venir en versant, une fois pour toutes, la somme de 200 francs. Il devient ainsi membre à vie.

Les membres ayant racheté leurs cotisations pourront devenir membres fondateurs en versant une somme complémentaire de 300 francs. Il sera loisible de racheter les cotisations par deux versements annuels consécutifs de 100 francs.

La liste alphabétique des membres à vie est publiée en tête de chaque volume, immédiatement après la liste des membres fondateurs.

---

Les souscriptions sont reçues :

Au Secrétariat, 4, rue Antoine-Dubois (Place de l'École-de-Médecine).

---

*Les souscriptions des membres fondateurs peuvent être versées en une seule fois ou en deux versements de chacun 250 francs.*